AF299872

EXTIRPATION DE LA MATRICE

ESQUISSE HISTORIQUE

OPÉRATION PRINCEPS DE SAUTER

PAR

Le Professeur HERRGOTT

(DE NANCY)

PARIS

G. STEINHEIL, ÉDITEUR

SUCCESSEUR DE H. LAUWEREYNS

2, RUE CASIMIR-DELAVIGNE, 2

1885

EXTIRPATION DE LA MATRICE

ESQUISSE HISTORIQUE

OPÉRATION PRINCEPS DE SAUTER

PAR

Le Professeur HERRGOTT

(DE NANCY)

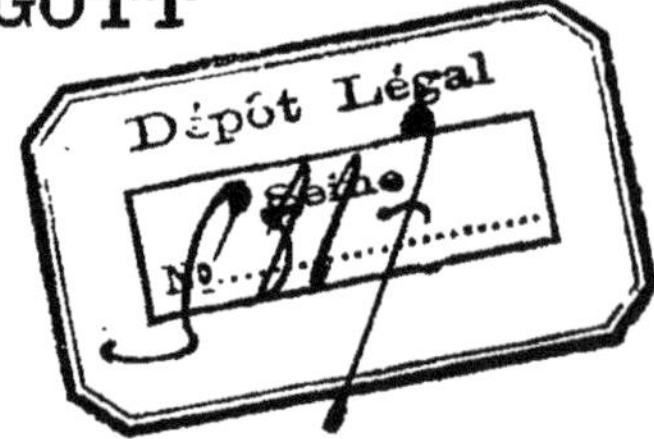

PARIS

G. STEINHEIL, ÉDITEUR

SUCCESSEUR DE H. LAUWEREYNS

2, RUE CASIMIR-DELAVIGNE, 2

1885

EXTIRPATION DE LA MATRICE

ESQUISSE HISTORIQUE

OPÉRATION PRINCEPS DE SAUTER

> « Den ganzen Uterus aus dem Leibe eines Wei-
> bes herauszunehmen, heisst dem Weibe die
> Seele, wenn auch nur die kranke Seele, heraus-
> schneiden, ein Gedanke, bei dem eigentlich
> jeder Mensch bebt.
> (Dieffenbach. *Op. Chir.*, II, 794, 1848.) »

> « Heil den würdigen Männeren, die diese wich-
> tige Fortschritte der heilbringenden Kunst
> bewirkten, und für eines der scheuslichsten
> und leider bisher unheilbaren Uebel der Men-
> scheit Hilfe fanden ! Sie verdien eneine Ehren-
> säule neben Jenner,   (Hufeland Journal.) »

L'extirpation de l'utérus est en ce moment l'objet de nou-
velles études ; il n'est donc pas indifférent de jeter un coup
d'œil sur le passé de cette opération.

Dans l'antiquité et jusque vers le commencement de ce
siècle, l'utérus n'a été enlevé par le médecin que quand, dans
une chute considérable ou dans une inversion avec ectopie, il
avait subi une altération grave qui, d'après les descriptions,
devait avoir été la gangrène de l'organe.

Il est curieux de lire dans le livre *des Maladies des Femmes,* de Soranus, un grand chapitre (1) où l'inversion est mentionnée, les causes de la chute de la matrice exposées avec précision, les moyens d'y remédier indiqués avec soin. et l'excision de l'utérus prescrite de la manière la plus nette, avec la remarque que par ce moyen des guérisons ont été obtenues.

Les idées contenues dans ce chapitre important sont adoptées généralement par les contemporains et successeurs ; on les retrouve dans un chapitre des œuvres de Moschion données, d'abord par Wolff, puis par Spach dans leur collection dês *Gynæcciorum* (2), chapitre que le savant éditeur de Moschion, Dewez (3), n'a pas reproduit, le regardant probablement comme non authentique. Dans Aétius, on trouve un chapitre intitulé : *de uteri procidentia* « ex Sorano » (4), qui n'est pas le texte de Soranus, mais une espèce d'analyse plus ou

---

(1) Ch. LXVI, éd. Ermerins, p. 295. En voici quelques passages, dont nous avons fait la traduction :

« On appelle chute de la matrice un commencement d'inversion de l'organe ; elle ne se détache pas entièrement de ses liens, comme quelques-uns le croient, car elle ne pourrait être replacée. Quelques-uns disent qu'elle peut sortir entièrement quand les liens et les muscles qui la retiennent ont été rompus par une violence ou relâchés par une paralysie... D'autres pensent que c'est par l'inversion de la matrice que se produit sa chute, que sa surface interne devient externe, que c'est elle qui fait saillie... (A la fin du chapitre). Quand la partie de l'utérus qui est restée dehors longtemps devient noire..., il faut user des remèdes prescrits contre les ulcères rongeants ; s'ils restent sans effet, la partie noire devra être réséquée (nous avons enlevé quelquefois une partie noircie du foie et d'un lobe du poumon) ; si l'utérus est devenu noir en totalité, il devra être enlevé en entier. Je ne m'appuie pas seulement sur l'autorité de ceux qui disent qu'il peut être enlevé en entier sans danger, et dont nous avons parlé, mais sur ce que la partie devenue noire n'est plus une partie noble, mais une substance étrangère qui n'est plus apte (à la vie)...

(2) Basil, 1559. Argent, 1597, p. 36, ch. XXX.

(3) Viennac, 1793.

(4) Basil, 1535, p. 156. — C'est cette indication qui a attribué ces idées à Soranus, dont l'ouvrage n'était pas encore retrouvé alors.

moins exacte ; dans Paul d'Egine (1) se trouve encore le
même chapitre plus réduit encore par l'analyse, mais qui relate
au fond les mêmes idées.

C'est dans le livre de Rousset sur *l'enfantement césarien* (2)
que se trouve la relation d'un certain nombre de cas d'ablation
de la matrice en état de chute ou inversion, affectée de gangrène, et enlevée avec succès. Bauhin, dans la traduction
qu'il a faite de ce livre, en a ajouté d'autres. Depuis, on en a
signalé un grand nombre (voy. Kilian. Op. Geb.).

Mais il est un autre ordre de faits qui ont eu plus d'influence
sur la direction nouvelle dans laquelle la chirurgie s'est enga-
gée : ce sont les ablations d'utérus *faites par erreur* à la suite
de l'inversion de l'organe survenue dans la période de la déli-
vrance, qui souvent furent exécutées par des mains grossières, et
où la guérison est néanmoins survenue chez les malheureuses
victimes de l'ignorance et de la témérité ; ce sont ces faits, et
un surtout, qui ont donné lieu à la réflexion toute naturelle :
que si cet organe pouvait être impunément enlevé à l'état
sain dans d'aussi fâcheuses conditions, il n'était pas témé-
raire d'entreprendre cette ablation quand l'utérus était non
seulement malade, mais la cause de la mort de la patiente ;
c'est ainsi qu'en 1787, Wrisberg, de Göttingue, racontant
dans *Göttinger gelehrte Annalen*, t. LXXXI, p. 810, le fait
d'une inversion utérine survenue à la suite d'un accouchement normal, et où la sage-femme, croyant avoir affaire à une
tumeur, en fit l'ablation avec un couteau de table, sans que
la femme mourût, se demanda « si, dans certains cas, il ne
pouvait pas être indiqué de faire l'ablation de l'utérus ? »
Dans une communication que fit F.-B. Osiander, à Göttingue,
à l'assemblée de la Société royale des sciences, en 1808, il dit
qu'il y a quinze ans déjà (en 1793), il avait, dans ses leçons
sur les maladies des femmes, fait la proposition de tenter

---

(1) Lib. III, ch. LXXII, p. 139. Basil, 1556.
(2) Paris, 1581.

l'extirpation de l'utérus cancéreux, et qu'il y avait été engagé par l'histoire rapportée par son collègue Wrisberg, par la guérison de cette femme qu'il montrait à sa clinique. C'est en 1801, le 5 mai, qu'il exécuta pour la première fois cette opération dont voici la relation qui se trouve dans *Göttinger gelehrte Anzeigen* (1808), et qui est reproduite p. 21 dans la *Monographie* de Sauter (1), dont nous parlerons plus loin.

« Un fongus carcinomateux du col, du volume d'une tête de fœtus, remplissait le vagin, saignant beaucoup, répandant une odeur fétide ; on l'attira, avec un forceps de Smellie, dans l'orifice vaginal ; mais lorsque l'anse dut être appliquée sur le col, le fongus se déchira et l'hémorrhagie fut effrayante. Les jeunes médecins et chirurgiens et quelques médecins expérimentés, parmi lesquels se trouvait M. Althoff, de Dresde, que M. Osiander avaient invités à assister à l'opération, conseillèrent de n'y pas donner suite, pensant que la femme ne serait pas en état de la supporter ; mais celle-ci pria de ne pas l'interrompre, et à l'étonnement de tous les assistants, supplia M. Osiander de continuer. Comme dans le vagin on ne trouvait plus sur le col une partie saillante pouvant donner prise à une traction à exercer sur la matrice, la nécessité, cette mère de tant d'inventions, inspira à M. Osiander l'idée de traverser l'organe moyennant des aiguilles, d'y faire passer des fils moyennant lesquels la matrice put être maintenue jusqu'à ce que les sections eussent pu être achevées. Dans la précipitation, on arma des aiguilles courbes de petites ficelles cirées, qui furent enfoncées dans le cul-de-sac vaginal postérieur, dans la direction de l'orifice interne, pour sortir par celui-ci, car l'orifice externe avait été détruit par le carcinome. Quatre fils furent ainsi placés des quatre côtés, en avant et latéralement, puis la matrice fut attirée peu à peu dans le vagin et maintenue solidement dès qu'elle fut

---

(1) *Die gänzliche Extirpation der carcinomatösen Gebärmutter, etc., mit Abbildungen.* Vol. in-18, 188 p., Constanz, 1822.

arrivée au niveau de l'orifice vaginal. M. Osiander fit alors une section horizontale et droite au dessus de la partie squirrheuse de la matrice moyennant un bistouri de Pott conduit sur l'index droit, et cette partie de l'opération se fit comme si elle avait été faite en dehors du corps à l'aide de la vue. »

« L'hémorrhagie fut très intense pendant un moment, mais elle fut arrêtée moyennant une poudre styptique composée par parties égales d'alun, poudre de gomme arabique et colophane, dont on saupoudra des éponges introduites dans le vagin sur une éponge déjà introduite dans ce canal. La guérison fut rapide, la malade put sortir au bout de quatre semaines. Jusqu'à l'été de 1808, Osiander avait pratiqué 9 fois cette opération avec le même succès ; une femme opérée et guérie qui, après un état de santé qui avait duré trois ans, était retombée malade, fut opérée une seconde fois et fut guérie. »

On voit qu'il n'est pas question jusqu'ici d'extirpation totale de la matrice, ni de l'opération pratiquée sur place ; cette opération, comme nous verrons plus loin, ne fut faite qu'en 1822 par Sauter, de Constance, car dans l'opération de Rust, publiée dans le *Journal de Salzburg* en 1813 (3° vol., p. 188), il n'est question que d'une extirpation du col, et l'opération de Langenbeck, publiée en 1818, dans le 1er vol. de sa *Neue Bibliothek*, 3° liv., p. 551, est une extirpation totale de la matrice cancéreuse *prolabée* où le péritoine ne fut pas ouvert. Bien différente, en effet, est l'ablation de l'utérus, naturellement ou artificiellement prolabé, de celle de l'utérus *in situ*. Un utérus prolabé, dit Dieffenbach (op. ch. II, 795), n'appartient plus entièrement, mais plus qu'à moitié au corps ; par le prolapsus, la grande opération est convertie en une petite, car les tissus sont tendus et faciles à diviser.

La proposition d'Osiander ne fut accueillie qu'avec une grande réserve ; toutefois, dès 1811, E. de Siebold consacra, dans son *Traité des maladies des femmes*, plusieurs paragraphes (§ 738 et suiv.) à la description de ce moyen nouveau de combattre cette cruelle maladie. Il ouvrit *la Lucine*, et plus tard le journal qui porte son nom à toutes les communications relatives à cette nouvelle méthode opératoire ; c'est ainsi que dans le 1er volume de ce journal (1) nous trouvons un travail de Guthberlet sur une *nouvelle* méthode d'extirpation de la matrice cancéreuse par *la voie abdominale*, avec la description d'instruments pour en faciliter l'exécution.

C'est le 15 décembre 1816 que fut pratiquée par Dupuytren, assisté par Récamier, l'extirpation d'une tumeur cancéreuse du col ; la guérison fut obtenue, mais l'année suivante il y eut récidive (2). Mais, comme nous l'avons dit plus haut, la proposition d'Osiander ne reçut une exécution complète qu'en 1822 par Sauter de Constance.

Voici cette *observation princeps*, curieuse à bien des titres, qui se trouve page 100 de son livre :

G. W..., femme d'un pauvre journalier, de Constance, âgée de 50 ans, mère de 6 enfants, toujours bien portante jusqu'à l'été de 1821, fut atteinte d'hémorrhagies et d'écoulement fétide qui minèrent tellement la constitution qu'elle demanda à entrer à l'hôpital dans le courant de janvier 1822. Découragée, la malade ne demandait qu'à mourir ; lorsque Sauter murmura le mot « opération », faites-la, je vous en supplie, quand bien même je devrais en mourir ! Après bien des hésitations, il se décida enfin et la pratiqua le 28 janvier 1822, à deux heures de l'après-midi, « vivement anxieux, dit-il, m'attendant à de graves éventualités, résolu toutefois, puisque j'avais été contraint d'agir. »

J'étais assisté par M. le chirurgien Distel et par mon fils.

L'appareil instrumental se composait d'un scalpel monté sur un manche large et étroit, à tranchant court et convexe, bien affilé, c'était le seul instrument tranchant ; plusieurs pinces avaient été préparées.

La malade se plaça sur le lit en travers disposé comme pour une opération obstétricale, se coucha horizontalement sur le dos, car elle

---

(1) P. 228, 1815.
(2) *Dict. en 60 volumes*, XXXI, p. 241.

avait promis de rester tranquille et avait en horreur tous les liens ;
chaque cuisse fut confiée à un aide pour les maintenir écartées.

J'avais eu la précaution de vider la vessie et le rectum.

L'index gauche fut introduit dans l'orifice du canal utérin déformé,
plié en crochet pour faire une légère tentative d'abaissement de la
matrice, afin de savoir si elle était mobile, et jusqu'à quel point elle
pouvait être abaissée. Bien que ces mouvements eussent été faits
avec douceur, le point d'appui céda et il se produisit un écoulement
de sang abondant, je renonçai à imprimer ce mouvement à l'organe.
Je constatai aussi que l'introduction du doigt et celle d'une pince, si
elle devait être employée à l'abaissement de l'organe, rétréciraient
tellement l'espace dans le bassin autour de la tumeur volumineuse
qui le remplissait presque complètement, que l'introduction de l'instrument tranchant et ses mouvements seraient rendus très difficiles,
qu'une main pour le diriger étant absolument nécessaire, cette manière d'opérer devenait difficile, incertaine et pour ainsi dire impra-
ticable.

L'index et le médius de la main gauche furent introduits derrière
le pubis, jusqu'au fond du cul-de-sac que forme le vagin autour de la
matrice, entre eux fut introduit le scalpel moyennant lequel le vagin
fut incisé lentement dans la direction vers la matrice ; l'extrémité du
doigt fut introduite à travers cette ouverture et dirigée tout autour.
Cette première partie de l'opération, difficile et exigeant toute l'at-
tention, s'accomplit heureusement sans accident, la patiente était
d'un courage admirable. Les connexions latérales furent recherchées
et sectionnées aussi haut que possible ; l'index gauche fut réintroduit
dans le col, et la matrice fut attirée en bas aussi loin que possible, les
connexions cellulaires furent détruites en partie par le manche du
scalpel, en partie avec l'index de la main droite ; mais l'étroitesse de
l'espace ne permettait que difficilement l'accès, et les connexions
furent si solides que pour les rompre une grande force eût été nécessaire. Cette tentative ne réussit pas ; une grande partie de la
tumeur se détacha de la lèvre antérieure. J'essayai alors d'appliquer
une pince ; une des branches fut introduite dans l'orifice de la matrice, l'autre fut glissée sur sa paroi antérieure, une traction éner-
gique fut exercée ; j'essayai de détacher l'utérus de la vessie en me
dirigeant vers le fond de l'organe, agissant avec le manche du scalpel
ou les doigts en dessous du péritoine ; quelques parties seulement
étaient sectionnées, mais avec une grande peine ; la solidité des con-

nexions était telle que quand le doigt avait réussi à accrocher quelques fibres cellulaires, celles-ci ne pouvaient être déchirées qu'avec peine ; avec le manche du scalpel et une spatule en baleine, on n'obtenait rien. Pendant ces tentatives qui avaient pris beaucoup de temps, qui avaient été infructueuses et fort douloureuses, la pince échappa, emportant un morceau de la tumeur de la lèvre antérieure.

Une demi-heure s'était écoulée et rien n'avait été obtenu : ni l'abaissement, ni la fixation de la matrice dans la profondeur du bassin, ni sa séparation d'avec le péritoine avec ou sans le secours de l'instrument tranchant. Évidente était l'impossibilité d'achever l'opération ainsi. Du sang avait été perdu, mais pas en grande abondance, et la plus grande partie provenait de l'arrachement de la tumeur, aucun vaisseau important ne paraissait avoir été lésé. La patience de la femme s'épuisait, elle disait qu'elle aimait mieux mourir non opérée. Mes assistants doutaient de la possibilité d'achever, moi-même je fus perplexe un instant, mais je me remontai aussitôt, et cachai mes sentiments à la patiente, lui inspirai du courage ; au bout de peu de temps la malade resta tranquille et on put continuer. Si profond que fut alors mon regret d'avoir entrepris cette opération, si brisé de fatigue que je fusse, je ne pus me résoudre à la laisser inachevée ; la section du vagin et les parties lésées à l'entour de la matrice auraient été envahies par le putrilage cancéreux, et le mal serait devenu encore plus grave, plus terrible qu'il ne l'était ; on devait tout tenter pour achever cette œuvre, aucune considération ne devait l'interrompre ; la nécessité commandait, le combat devait s'achever quelle que pût en être l'issue.

Je laissai les pinces, renonçai à l'idée d'attirer la matrice et de la détacher de son enveloppe péritonéale, j'examinai avec soin ce qui avait été fait, quelle étendue avait la séparation de la matrice, et comment tout se comportait. Je trouvai que les tentatives de séparation de la matrice d'avec la vessie avaient intéressé cet organe, qu'elle s'était opérée plutôt dans la direction vers la vessie que dans celle vers la matrice, et que la lésion de la vessie était importante. La séparation dans la région vésicale avait pris une fausse direction par suite des tentatives d'énucléation faites deux à trois lignes plus haut que la section du vagin moyennant le scalpel ; dans ce temps de l'opération qui avait été si long, j'avais fait plus de mal que de bien.

Dans une disposition d'esprit que je ne puis plus comprendre ni décrire, je pris la résolution d'enlever la matrice avec l'instrument tran-

chant dans la situation où elle se trouvait, sans penser à l'abaisser ou à
l'énucléer. Le mot de Zang, si terrible, qui dit que l'extirpation de la
matrice avec le péritoine, sans ligature, est une véritable éventration,
ce mot qui m'avait inspiré une si grande terreur, perdit tout à coup
sa signification terrifiante ; que les intestins passent par le bassin,
pensai-je, on trouvera moyen d'y remédier ; j'introduisis aussitôt deux
doigts de la main gauche dans le vagin et dans la séparation de la
matrice d'avec la vessie, conduisis en haut le scalpel, cherchai à saisir
avec les doigts en crochet une partie du tissu cellulaire et coupai par
petites parties ces tissus entre mes doigts, me tenant toujours rigoureusement sur le tissu utérin, jusqu'à ce que j'arrivai dans la cavité
péritonéale ; ceci fait, je saisis le péritoine avec les doigts en crochet,
l'attirai un peu en bas et coupai chaque fois entre les doigts ce
qui avait été saisi, jusqu'à ce que les connexions supérieures eussent
été sectionnées ; alors, j'introduisis la main entière dans le vagin et
les doigts dans l'ouverture péritonéale, saisis avec l'index et le médius
les connexions latérales les plus élevées, attirai les autres avec les
doigts en crochet et coupai ce qui avait été saisi aussi près que possible de la matrice. Ainsi, furent sectionnées les connexions latérales
de l'utérus avec les trompes, avec les ovaires et les ligaments, jusqu'à
la hauteur du vagin, etc., la matrice fut saisie par le fond avec quatre
doigts en crochet pour tenter de la renverser sur sa surface antérieure ; pendant cette tentative la patiente *poussa fortement*, exci-
tée par la présence de ma main, et probablement dans la pensée, née
de l'expérience des accouchements antérieurs, qu'elle aiderait à la
sortie de la matrice ; à ce moment les intestins glissèrent sur ma
main dans le vagin ; je ne pus continuer le mouvement que j'avais
commencé, je dus me mettre en mesure de réduire le paquet intestinal. Pour la deuxième fois je saisis la matrice, la femme poussa de
nouveau, et les intestins firent de nouveau irruption ; la tentative fut
renouvelée une troisième fois, la patiente fut priée de ne plus pousser,
et en même temps un aide fit au-dessus du pubis une pression légère
de bas en haut, alors je réussis à produire le renversement de la matrice et à attirer le fond jusqu'à la vulve. Les intestins suivirent et
remplirent le bassin : un aide dut introduire trois doigts de haut en
bas dans les parties génitales, les maintenir, pendant qu'avec le scalpel furent sectionnées les connexions des parties latérales inférieures,
ce qui fut plus facile que tout ce qui avait été fait jusque-là ; puisque
les parties à sectionner avaient pu avoir été amenées à la vue, et

puisque les connexions de la matrice avec le rectum avaient pu avoir été coupées avec plus de sécurité et sans avoir à craindre de léser les intestins, ce qui n'aurait pu être évité que difficilement, si la section avait été faite de bas en haut ; ainsi, se trouva achevée cette grave opération.

Je repoussai immédiatement le paquet intestinal dans la cavité abdominale, donnai à la patiente une situation complètement horizontale, introduisis dans le vagin un paquet de charpie fine et sèche jusque vers la partie supérieure de ce canal, pour préserver les intestins du contact de l'air et pour pouvoir appliquer les moyens hémostatiques qui pouvaient être nécessaires.

Pendant l'opération, l'écoulement du sang ne fut jamais d'une abondance inquiétante ni dangereuse. Vers la fin de l'opération, lors du détachement de la matrice renversée d'avec ses dernières connexions, une petite artériole donna ; l'application du doigt d'un aide suffit pour l'arrêter. Pendant toute l'opération l'opérée peut avoir perdu une demi-livre de sang ; je ne fis usage d'aucun des moyens hémostatiques que j'avais préparés ; ce n'est que par pure précaution que j'appliquai, sur les tampons de charpie sèche déjà introduits, d'autres saupoudrés d'alun pour remplir le vagin.

Jusqu'à ce moment l'opérée avait tout supporté avec courage sans éprouver de malaise ni syncope ce n'est que quand tout fut achevé qu'elle dit : « maintenant il est temps, je me trouve mal. » Elle fut reportée dans son lit dans la position rigoureusement horizontale et maintenue au repos dans cette situation.

L'opérée accusait des douleurs surtout dans la région précordiale, se couvrit d'une sueur froide, le pouls faiblit au point de devenir à peine sensible. On lui donna des préparations éthérées et opiacées. Au bout de trois heures elle se remonta, eut une transpiration chaude, un pouls meilleur, ne se plaignit que de brûlures dans le vagin. Les douleurs dans le bassin, suite de l'opération, se dissipèrent ; dans le bas-ventre elle n'éprouva aucune douleur.

Brisé de fatigue, en proie à un sentiment tout particulier, mélange de contentement d'avoir accompli enfin cette tâche si laborieuse, et d'anxiété sur ce qui pouvait arriver, je quittai mon opérée. La consolation de penser que la guérison était possible diminua ce que ces pensées avaient d'anxieux et de grave.

Les liquides fournis par les parties sectionnées ne s'écouleront-ils pas dans la cavité abdominale, ne s'altéreront-ils pas, ne se putréfleront-ils pas dans cette cavité où ils peuvent produire de l'inflammation et de la gangrène ? Pour éviter ces accidents, ne dois-je pas les faire écouler par le vagin, élever la poitrine de l'opérée ? Cette situation ne produirait-elle pas de nouveau la sortie des intestins ? Je me faisais toutes ces questions et je ne trouvais pas à y faire de réponse consolante. D'un autre côté se présentait à mon esprit la situation lamentable dans laquelle la malade s'était trouvée avant l'opération, la perte de ses forces, son aspect cachectique ; je pensai aussi à la section et à la lésion de tous les nerfs qui pénètrent dans la matrice et qui l'entourent, aux manifestations si nombreuses, si extraordinaires et si intenses qu'ils sont capables d'occasionner ; enfin, à l'absorption des sécrétions ichoreuses, à leur mélange possible avec le sang ; toutes ces considérations ensemble ne me laissaient pas entrevoir une récompense consolante pour mon travail si pénible ; je ne m'attendais qu'à une issue fatale qui me parut plus probable que la guérison.

Contre l'attente de Sauter, son opérée guérit sans accidents sérieux ; elle put s'asseoir dans son lit le 9e jour, et se lever le 22e. Sans une incontinence d'urine partielle, puisqu'elle pouvait conserver l'urine trois quarts d'heure, suite de la lésion de la vessie, et une cystite assez pénible qui se développa plus tard, elle allait recouvrer sa santé, elle peut sortir de l'hôpital, se promener en ville, vaquer à des occupations peu fatigantes ; mais, le 19 mai, elle commit l'imprudence de boire une bouteille de bière froide ; le lendemain elle fut atteinte de bronchite, à la suite de laquelle elle succomba le 31 mai.

L'*Autopsie*, faite le 2 juin, permit de constater une lésion de la paroi postérieure de la vessie. La cavité vaginale était fermée en haut; pas trace d'induration, ni d'ulcération. Intestin dans l'état normal, cavité abdominale entièrement fermée, péritoine normal, adhérence de l'intestin grêle au péritoine dans une étendue d'une pièce de 6 kr. Dans les poumons, bronchite intense ; nulle part de tuméfaction, ni d'ulcération suspecte. Les ovaires étaient à leur place normale, mais passablement petits, on ne pouvait distinguer les trompes.

Les détails de l'autopsie furent constatés par le Dr Baer, J.-B. Haaf, chirurgien de l'hôpital, et Distel, chirurgien supérieur (qui avait assisté à l'opération).

Ainsi qu'on pouvait s'y attendre, cette opération excita l'enthousiasme des uns, la réprobation des autres, et chez le plus grand nombre, une grande défiance.

Dès 1810, l'Académie royale impériale de Vienne avait fondé un prix pour l'étude de cette question, concours qui suscita de nombreux et importants travaux qu'il n'est pas dans notre intention d'analyser ni de mentionner.

En France, absorbée alors par la guerre, elle fut appréciée avec défiance par le chef de l'obstétricie; voici ce qu'en dit Baudeloque dans une lettre adressée, en 1803, à Schweighaeuser, accoucheur à Strasbourg, que nous trouvons textuellement reproduite dans *Aüfsätze über einige physiologische und praktische Gegenstænde der Geburtshülfe. Nürnberg*, 1818, p. 274.

« Vous m'étonnez beaucoup en me parlant de l'extirpation d'une matrice squirrheuse ou carcinomateuse que le professeur Osiànder a faite avec succès. Je crains qu'il n'en soit de cette matrice comme de celle que M. Laumonier, premier chirurgien du grand hôpital de Rouen a amputée : ce n'était qu'un polype avec une petite partie du fond de l'utérus qui avait subi une légère inversion, la femme guérit après cette première opération, mais quelques mois après, on voulut enlever la tuméfaction que formait la matrice en inversion, et la malade succomba. J'aurais bien voulu voir la portion de matrice amputée par Osiander, et je serais curieux d'assister à l'autopsie de la femme quand elle succombera, ce qui arrivera un jour, la matrice ne repousse plus. »

« Il y a déjà plus de vingt ans que Lauverjat fit très sérieusement à l'Académie de chirurgie, la proposition de faire cette opération, mais personne ne l'écouta (1). »

« M. Osiander rendrait Paris bien heureux en amputant avec

____

(1) Nous n'en avons pas trouvé de traces dans les procès-verbaux de l'Académie; peut-être en trouverait-on dans le volume non encore imprimé qui attend, dans les cartons de l'Académie de médecine, le jour de sa publication.

talent de pareilles matrices et en guérissant les malades, il trouverait au moins cinquante occasions de la pratiquer. »

Cette grave parole n'a pas empêché Dupuytren de tenter une partie de cette opération, comme nous avons vu plus haut.

En 1825, Fodère publia dans le *Journal complémentaire*, XXI, p. 290, un travail sous ce titre : *Les maladies chroniques de l'utérus et de ses annexes peuvent-elles, avec avantage pour les malades, être l'objet d'opérations chirurgicales?*

Premier article (il n'y en a pas eu d'autres), dont voici, page 304, les conclusions : « Il restera évident : 1° qu'il serait absurde et ridicule d'espérer en une opération dans un tissu morbide tel que nous venons de le voir, et incicatrisable, ainsi que dans une maladie qui ne se montre locale qu'après avoir déjà affecté toute l'économie ; 2° il est évident que si l'on a obtenu des guérisons par des moyens médicaux ou chirurgicaux, il s'est agi de toute autre maladie que d'un carcinome. »

« Je puis donc conclure que l'excision partielle ou totale de l'utérus n'est jamais pratiquable, ni lorsqu'il y a un squirrhe ou un carcinome, ni lorsque les maladies sont de toute autre nature. »

Malgré l'autorité du créateur de la médecine légale en France, Récamier tenta deux fois l'opération nouvelle en 1829, et obtint deux succès. On trouve dans le tome XXI des *Arch. gén. de méd.*, p. 78, la relation très intéressante et très instructive de cette opération pratiquée le 26 juillet 1829 à l'Hôtel-Dieu, en présence de Dupuytren et d'un grand nombre de collègues. Nous n'avons pas trouvé la relation de la première opération de Récamier, pratiquée peu avant et qui avait été suivie également de guérison.

Trois mois après, Roux pratiqua deux fois cette opération (1), mais les deux femmes succombèrent. L'enthousiasme dont on s'était enflammé se trouva ainsi calmé aussi vite qu'il avait été excité, et pendant bien longtemps encore on devait

---

(1) *Arch. gén. de méd.*, XXI, p. 233.

s'en tenir, en France, à l'ablation du col, que Lisfranc pratiqua un grand nombre de fois.

Le moment, en effet, n'était pas encore venu où cette opération si grave, qui, comme dit Dieffenbach, fait trembler l'opérateur le plus courageux, pouvait prendre rang dans la pratique, et mériter la récompense que Hufiland lui promettait. D'autres progrès devaient être préalablement réalisés dans le domaine de la chirurgie : l'anesthésie d'abord, puis tous les perfectionnements dont la chirurgie en général et les opérations abdominales ont été enrichies depuis quelque temps, et qui ont étendu d'une manière si considérable et si heureuse le domaine de son intervention ; aussi n'est-il pas étonnant que l'extirpation de la matrice ait été proposée de nouveau, il y a quelques années, par la voie vaginale et la voie abdominale, et ait donné un nombre important de succès, dont quelques-uns durables.

Tant il est vrai qu'un progrès n'est fécond que quand il arrive en son temps, préparé dans son avènement par d'heureuses circonstances.

Dans l'enivrement du succès d'aujourd'hui, il serait injuste d'oublier ceux qui en ont posé les fondements ; ils ont été à la peine, et à quelle peine ! on l'a vu, il est juste qu'ils soient à l'honneur ; les oublier serait de l'ingratitude.

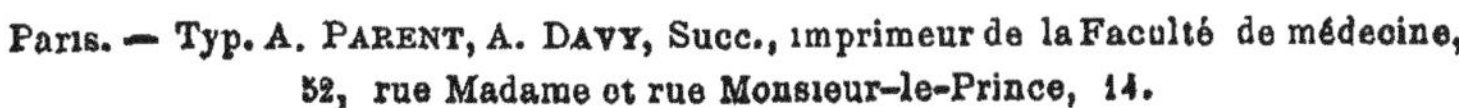

Paris. — Typ. A. PARENT, A. DAVY, Succ., imprimeur de la Faculté de médecine,
52, rue Madame et rue Monsieur-le-Prince, 14.

A LA MÊME LIBRAIRIE

BATAULT. — **De l'hystérie chez l'homme.** In-8 avec figures. Prix. 3 fr. 50

BERTHELOT (M.), professeur au Collège de France, membre de l'Institut. —
Les origines de l'alchimie. In-8 cavalier.

Sur papier teinté avec lettres ornées, en-têtes et culs-de-lampe, contenant un portrait de l'auteur à l'eau-forte, gravé par A. Boulard fils, et des reproductions en facsimile de la Chrysopée de Cléopâtre et des signes alchimiques des métaux d'après un manuscrit de Saint-Marc, à Venise, du XIe siècle. Prix . . . . 15 fr.

Il a été tiré 100 exemplaires sur papier de Hollande; eau-forte sur papier de Chine. Prix . . . . 20 fr.
Le portrait à l'eau-forte se vend séparément sur Hollande teinté. . . . 1 fr. 50
Sur Japon . . . . 2 fr.

FUCHS (E.), de Liége. — **Causes et prévention de la cécité.** — Mémoire couronné par la *Society for prevention of Blindness*, de Londres, après un concours international. Traduction française par le Dr FIEUZAL, médecin en chef de l'hospice des Quinze-Vingts. 1 vol in-8 cartonné avec planche lithographiée et coloriée. Prix . . . . 5 fr.

HEGAR et KALTENBACH, professeurs de gynécologie à l'Université de Fribourg — **Traité de gynécologie opératoire**, avec l'exposé des procédés d'exploration en gynécologie, traduit sur la 2e édition allemande par le Dr Paul BAR, accoucheur des hôpitaux de Paris. 1 vol. in-8, avec 230 figures sur bois intercalées dans le texte. Préface par le professeur TARNIER. Prix . . . . 16 fr.

LAUNOIS, ancien interne des hôpitaux (Prix Civiale). — **De l'appareil uirinaire des vieillards.** 1 vol. in-8, avec 4 planches en lithographie. Prix . . . . 6 fr.

LUSK (W.-TH.). **Science et Art des accouchements.** 1 vol. in-8, avec gravures sur bois. Ouvrage traduit de l'américain, sur la dernière édition, par le Dr DOLERIS, ancien chef de la clinique d'accouchement, accoucheur des hôpitaux. Préface par le professeur PAJOT. Prix . . . . 16 fr.

THOMPSON (R.-E.), médecin de l'hôpital Brompton. — **De l'examen de la poitrine dans l'état sain et dans l'état morbide**, traduit sous la direction de l'auteur, par H. de FONMARTIN, avec figures intercalées dans le texte. 1 vol. in-12. Prix . . . . 3 fr. 50

RICHARDIÈRE, ancien interne des hôpitaux (médaille d'or). — **Des scléroses encéphaliques primitives chez les enfants.** 1 vol. in-8, avec une planche lithographiée en couleur. Prix . . . . 5 fr.

TISSIER, ancien interne des hôpitaux. — **De la castration des femmes ou opération de Battey.** In-8. Prix . . . . 4 fr.

VALUDE, ancien interne des hôpitaux. — **Du traitement chirurgical des néoplasmes mammaires.** 1 vol. in-8. Prix . . . . 4 fr.

EN PRÉPARATION

DUGUET, professeur agrégé à la Faculté de médecine de Paris. — **Leçons cliniques professées à l'hôpital Lariboisière.**

HAHN, bibliothécaire en chef de la Faculté de médecine, et THOMAS, bibliothécaire à la Faculté. — **Etudes sur la répartition géographique des Maladies et sur leur diffusion épidémique.**

SAINT-GERMAIN et VALUDE. — **Traitement des affections oculaires chez les enfants.**

SNEGUIREFF, professeur de gynécologie à l'Université impériale de Moscou. — **Hémorrhagies utérines — Etiologie, Diagnostic et Thérapeutique.** — Traduction française par M. VARNIER, interne des hôpitaux, sous la direction du Dr PINARD, professeur agrégé à la Faculté de médecine, accoucheur de l'hôpital Lariboisière.

Travaux du laboratoire de pathologie générale. — Publiés sous la direction de M. le Dr BOUCHARD, professeur à la Faculté de médecine.

Paris. — A. PARENT, imp. de la Fac. de médec., A. DAVY, successeur,
52, rue Madame et rue M.-le-Prince, 14.